BEI GRIN MACHT SICH IHR
WISSEN BEZAHLT

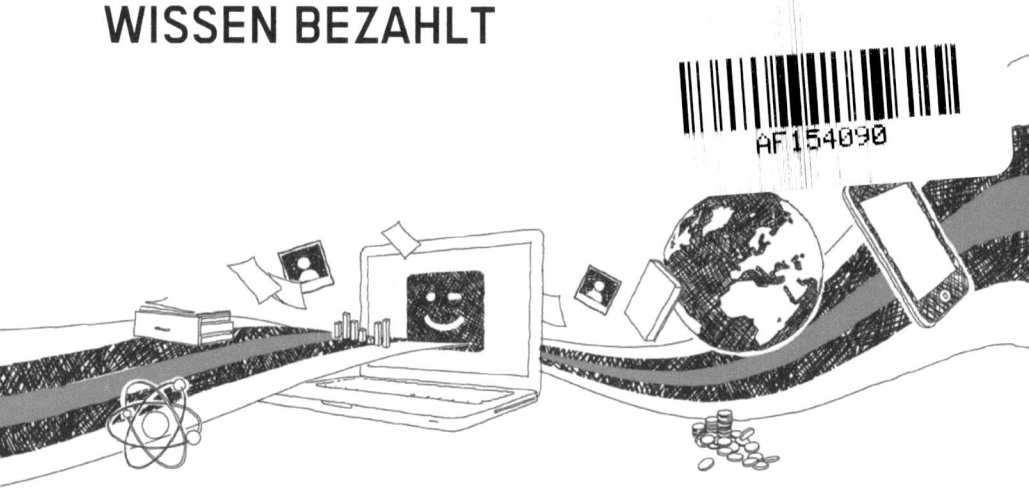

- Wir veröffentlichen Ihre Hausarbeit,
  Bachelor- und Masterarbeit

- Ihr eigenes eBook und Buch -
  weltweit in allen wichtigen Shops

- Verdienen Sie an jedem Verkauf

Jetzt bei www.GRIN.com hochladen
und kostenlos publizieren

GRIN

Beweglichkeits- und Koordinationstraining. Erstellung eines individuellen Trainingsplans

Christian Scherzberg

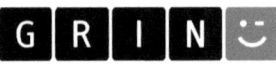

Bibliografische Information der Deutschen Nationalbibliothek:

Die Deutsche Nationalbibliothek verzeichnet diese Publikation in der Deutschen Nationalbibliografie; detaillierte bibliografische Daten sind im Internet über http://dnb.d-nb.de abrufbar.

ISBN: 9783346480835
Dieses Buch ist auch als E-Book erhältlich.

Druck und Bindung: Books on Demand GmbH, Norderstedt Germany
Gedruckt auf säurefreiem Papier aus verantwortungsvollen Quellen

Das vorliegende Werk wurde sorgfältig erarbeitet. Dennoch übernehmen Autoren und Verlag für die Richtigkeit von Angaben, Hinweisen, Links und Ratschlägen sowie eventuelle Druckfehler keine Haftung.

Das Buch bei GRIN: https://www.grin.com/document/1079771

Deutsche Hochschule für

Prävention und Gesundheitsmanagement

Einsendeaufgabe

Fachmodul: Trainingslehre 3

Studiengang: Bachelor of Arts Fitnessökonomie

Datum

Präsenzphase   **17.05.2021 – 19.05.2021**

Name, Vorname: Scherzberg, Christian

Studienort: **Leipzig**

Semester: **SS19**

Inhaltsverzeichnis

1   Personendaten

Zur Erstellung eines Trainingsplans, der individuell auf den trainierenden Probanden zu-
geschnitten ist, ist es notwendig, allgemeine & biometrische Daten der Person zu sam-
meln und auszuwerten. Diese Werte bilden den aktuellen Ausgangspunkt und stellen die
Basis dar, um das eigens gestellte Ziel zu erreichen. In Koorperation mit dem Probanden
wurden allgemeine Daten (Alter, Geschlecht, etc.), biometrische Daten (Körpergröße,
Körpergewicht), Trainingsmotive, frühere & aktuelle sportliche Tätigkeiten, die berufli-
che Tätigkeit und die zeitliche Verfügbarkeit besprochen. Da es in einem Trainingsplan
essenziell ist, Vorerkrankungen oder sonstige gesundheitliche Beeinträchtigungen mit in
das Training einzubeziehen, wurde sich gründlich vorher beim Probanden darüber infor-
miert, ob solche vorliegen bzw. in der Vergangenheit vorhanden waren. Aufgrund von
datenschutzrechtlichen Gründen wird auf den folgenden Seiten keine namentliche Erwäh-
nung des Probanden stattfinden.

In Tabelle 1 werden die gesammelten Daten des Probanden dargestellt, welche im An-
schluss auf Belastbarkeit und Trainierbarkeit bewertet werden.

Tabelle 1: Allgemeine und biometrische Daten (eigene Darstellung)

Allgemeine Daten	
Alter	27
Geschlecht	männlich
Körpergröße	176 cm
Körpergewicht	82,50 kg
Trainingsmotive	• Verbesserung der Beweglichkeit • Erhalt der Beweglichkeit
Berufliche Tätigkeit	Marketingmanager (sitzend)
Sportliche Aktivitäten	
Aktuelle sportliche Aktivität	• Fitnesstraining (Krafttraining) Trainingsumfang: 3x Training/Woche Zeitraum: seit 6 Jahren • Fitnesstraining (Cardiotraining) Trainingsumfang: 2x Training/Woche für 45 - 60 Min. Zeitraum: seit 3 Jahren • Mixed-Martial-Arts (Kampfsport)

	Trainingsumfang: 3x Training/Woche Zeitraum: 2 Jahre
Frühere sportliche Aktivität	Leistungssportler (Sportkegeln) • ehem. Nationalspieler
Zeitlicher Verfügungsrahmen	3 Tage/Woche, je 90 Minuten/Einheit
Allgemeiner Gesundheitszustand	
Orthopädische Probleme	Keine vorhanden
Internistische Probleme	Keine vorhanden
Ärztliche Behandlungen	Keine vorhanden
Sonstige gesundheitliche Einschränkungen	Keine vorhanden

Bei der Anamnese stellte sich heraus, dass der Proband ein junger Mann ist, welcher seinen beruflichen Alltag als Marketingmanager ausschließlich im sitzen verbringt. Bei der Befragung über seinen allgemeinen Gesundheitszustand kam hervor, dass er weder orthopädische noch internistische Probleme aufweist und sich in keiner ärztlichen Behandlung befindet. Seine Belastbarkeit wird daher als sehr gut eingeschätzt.

Da der Proband in seiner Vergangenheit Leistungssport betrieben hat, über 5 Jahren sowohl Krafttraining als Ausdauertraining betreibt und seit zwei Jahren im Kampfsport aktiv ist, legt es die Vermutung nahe, dass er eine ausgeprägte Beweglichkeit und Koordinationsfähigkeit besitzt, welche durch seine sitzende Tätigkeit eingeschränkt sein kann.

Da keinerlei gesundheitliche Beschwerden bei dem Probanden vorhanden sind, dient die Planung und Durchführung von Beweglichkeits- und Koordinationstraining als Prophylaxe, um Problemen vorzubeugen, die Beweglichkeit und Koordination nachhaltig zu verbessern und um eventuelle muskuläre Dysbalancen auszugleichen.

2 Beweglichkeitstestung

Für die Erstellung eines Beweglichkeitstrainings ist es notwendig, die vorhandene Beweglichkeit des Probanden zu kennen. Im Folgenden wird ein Beweglichkeitstest nach Janda (2000, S.255-271) ausgeführt. Die Testung der jeweiligen Muskeln dient dem Trainer dazu Stärken und Defizite der Beweglichkeit zu finden und darauf Gegenmaßnahmen zur Verbesserung einzuleiten.

2.1 Beweglichkeitstestung

In der nachfolgenden Tabelle werden alle Beweglichkeitstests nach Janda dargestellt, sowie Ergebnisse mittels vorhandener Richtwerte verglichen.

Tabelle 2:Beweglichkeitstestung nach Janda (eigene Darstellung)

Testdurchführung	Richtwerte/Normwerte	Testergebnisse des Probanden
Testung der Brustmuskulatur M. pectoralis major (Testausführung nach Janda, 2000, S.270-271)		
Für den Test befindet sich der Proband in Rückenlage auf einer Behandlungsliege. Um das Becken zu fixieren, werden die Beine angewinkelt und die Füße auf die Auflagefläche gestellt. Um die Brustmuskulatur testen zu können, liegt die jeweilige Schulter direkt an der Kante der Behandlungsliege, so dass kein Kontakt des Armes zur Liege stattfindet. Der Tester fixiert anschließend den Brustkorb (Thorax) mit der Hand durch leichten Zug in diagonaler Richtung von der zu testenden Seite weg. Für den Test, wird der jeweilige Arm nach außen rotiert, um 90° abduziert, sowie den Ellenbogen um 90° gebeugt. Die Position des Oberarmes zur Horizontalen hin, zählt als Messbereich. Um keine Verfälschung des Tests zu verursachen, gilt es ein Abheben des Beckens oder eine Hyperlordose der LWS zu vermeiden, weshalb Becken und Lendenwirbelsäule fixiert werden müssen. Um die Lendenwirbelsäule besser stabilisieren zu können, kann es hilfreich sein die Bauchmuskulatur anzuspannen.	**Stufe 0** = Kein Beweglichkeitsdefizit; Oberarm erreicht die Horizontale, durch leichten Druck des Testers kann die Horizontale erreicht werden **Stufe 1** = Leichtes Beweglichkeitsdefizit; Oberarm erreicht die Horizontale nicht; durch leichten Druck des Testers kann die Horizontale erreicht werden **Stufe 2** = Deutliches Beweglichkeitsdefizit; Oberarm erreicht die Horizontale selbst mit Druckhilfe des Testers nicht	**Rechte Seite:** Stufe 0 **Linke Seite:** Stufe 0
Testung der Hüftbeugemuskulatur M. Iliopsoas (Testausführung nach Janda, 2000, S.258-259		
Für den Test befindet sich der Proband in Rückenlage auf einer Behandlungsliege. Das Gesäß der Testperson schließt mit der Kante der Liege ab. Beide Beine hängen angewinkelt über die Liege hinaus. Der Proband zieht nun ein angewinkeltes Bein maximal bis zum Körper heran. Das andere Bein bleibt im Überhang. Für den Test wird die Position des Oberschenkels im Verhältnis zur Körperlängsachse (Hüftbeugewinkel) als Messbereich festgelegt. Um keine Verfälschung des Tests zu verursachen, gilt es ein Abheben des Beckens oder eine Hyperlordose der LWS zu vermeiden, weshalb Becken und Lendenwirbelsäule fixiert sein müssen. Der Zug am angewinkelten Bein bis zur maximalen Hüftflexion sorgt dafür, dass sowohl Becken als auch LWS größtenteils stabilisiert werden.	**Stufe 0** = Kein Beweglichkeitsdefizit; Oberschenkel erreicht die Horizontale selbstständig oder unterschreitet diese mit Hilfe des Testers **Stufe 1** = Leichtes Beweglichkeitsdefizit; Oberschenkel erreicht die Horizontale nicht selbstständig, jedoch wird mit Hilfe des Testers erreicht **Stufe 2** = Deutliches Beweglichkeitsdefizit; Oberschenkel erreicht	Rechte Seite: Stufe 0 Linke Seite: Stufe 0

	die Horizontale selbst mit Druckhilfe nicht	
Testung der Kniestreckmuskulatur M. rectus femoris (Testausführung nach Janda, 2000, S.258-259)		
Für den Test befindet sich der Proband in Rückenlage auf einer Behandlungsliege. Das Gesäß der Testperson schließt mit der Kante der Liege ab. Beide Beine hängen angewinkelt über die Liege hinaus. Der Proband zieht nun ein angewinkeltes Bein maximal bis zum Körper heran, um die Lendenwirbelsäule zu fixieren. Der Winkel zwischen Oberschenkel und Unterschenkel (Kniebeugewinkel) ist als Messbereich festgelegt. Um keine Verfälschung des Tests zu verursachen, gilt es ein Abheben des Beckens oder eine Hyperlordose der LWS zu vermeiden, weshalb Becken und Lendenwirbelsäule fixiert sein müssen. Der Zug am angewinkelten Bein bis zur maximalen möglichen Hüftflexion sorgt dafür, dass sowohl Becken als auch LWS größtenteils stabilisiert werden. Die Flexion im Kniegelenk darf nicht durch die Liege behindert werden.	**Stufe 0** = Kein Beweglichkeitsdefizit; Unterschenkel hängt senkrecht herab und die Kniebeugung kann mit Druckhilfe des Testers vergrößert werden **Stufe 1** = Leichtes Beweglichkeitsdefizit; Unterschenkel erreicht deinen Winkel von 90* nur mit Druckhilfe des Testers **Stufe 2** = Deutliches Beweglichkeitsdefizit; Unterschenkel erreicht deinen Winkel von 90* selbst mit Druckhilfe des Testers nicht Deutliches Beweglichkeitsdefizit;	Rechte Seite: Stufe 0 Linke Seite: Stufe 0
Testung der Kniebeugemuskulatur Mm. ischiocrurale (Testausführung nach Janda, 2000, S.261-262)		
Der Proband befindet in Rückenlage auf einer Behandlungsliege. Das Bein, welches nicht getestet wird, wird sowohl im Hüftgelenk als auch im Kniegelenk in eine Flexion gebracht. Das Bein, welches getestet werden soll, wird vom Tester in die maximal mögliche Hüftflexion gebracht, während sich das Knie in einer Extension befindet (die Patella bleibt bei der Fixierung frei). Der Winkel zwischen Beinachse und Longitudinalachse (Hüftflexionswinkel) gilt als zu betrachtender Messbereich. Um keine Verfälschung des Tests zu verursachen, gilt es ein Abheben des Beckens oder eine Hyperlordose der LWS zu vermeiden, weshalb Becken und Lendenwirbelsäule fixiert sein müssen.	**Stufe 0** = Kein Beweglichkeitsdefizit; Hüftgelenksflexion bis zu 90° wird erreicht **Stufe 1** = Leichtes Beweglichkeitsdefizit; eine Hüftgelenksflexion zwischen 80°-90° ist möglich **Stufe 2** = Deutliches Beweglichkeitsdefizit; eine Hüftgelenksflexion nicht mehr als 80° möglich	Rechte Seite: Stufe 1 Linke Seite: Stufe 1
Testung der Wadenmuskulatur Mm. triceps surae (Testausführung nach Janda, 2000, S.255)		
Der Proband befindet in Rückenlage auf einer Behandlungsliege. Das Bein, welches nicht getestet wird, steht gebeugt mit dem Fuß auf der Liege. Das Bein, welches getestet wird, ist ausgestreckt, sodass es mit der distalen Hälfte des Unterschenkels über die Kante der Liege herausragt. Der Tester greift das Fersenbein und sorgt für einen distalen Zug. Simultan wird durch den Griff der anderen Hand, an der äußeren Fußkante leichter Druck ausgeübt. Der Daumen sorgt dafür, dass der Fuß, durch achsengerechten Druck zum Schienbein hin, in eine	**Stufe 0** = Kein Beweglichkeitsdefizit; Dorsalextension ist bis mindestens 0° möglich **Stufe 1** = Leichtes Beweglichkeitsdefizit; Dorsalextension ist möglich, jedoch werden keine 0° erreicht	Rechte Seite: Stufe 0 Linke Seite: Stufe 0

maximal mögliche Dorsalextention geführt werden kann. Es ist essenziell, während des Tests darauf zu achten, dass der Daumen Druck am äußeren Fußrand ausübt, um eine Anspannung des Mm. triceps surae zu verhindert. Eine Anspannung der Wadenmuskeln kann eine Verfälschung des Tests zur Folge haben, daher sollte kein Druck auf die Mitte der Fußsohle ausgeübt werden, um eine reflektorische Anspannung zu umgehen. Möchte man den M. soleus isoliert testen, so wird nach Erreichen der maximalen Dorsalextension das Kniegelenk in eine Flexion geführt. Der Tester versucht den Bewegungsumfang zu vergrößern.	**Stufe 2** = Deutliches Beweglichkeitsdefizit; Dorsalextension ist nur bis 10° möglich	

2.2 Zusammenfassung Beweglichkeitstest

In den nach Janda durchgeführten Beweglichkeitstestungen wurde festgestellt, dass der Proband in den meisten getesteten Muskelgruppen, bis auf Ausnahme der Mm. ischiocrurale, eine uneingeschränkte Beweglichkeit besitzt und somit den Wert 0 erreicht.

Im Test der Kniebeugemuskulatur kam der Proband beidseitig auf den Wert 1, was bedeutet, dass der Proband ein leichtes Bewegungsdefizit aufweist. Wiemann et al. (1998) stützen die Aussage, dass eine sitzende Tätigkeit die Verkürzung der betreffenden Muskulatur, in diesem Fall des Mm. ischiocrurale, verstärken kann.

Aufgrund der Ergebnisse der restlichen Bewegungstests, liegt die Vermutung nahe, dass die gute Beweglichkeit mit der früheren Ausübung des Sportkegelns als ehemaliger Nationalspieler, sowie zwei Jahren als Mixed-Martial-Arts Kämpfer, zusammenhängt.

3 Trainingsplanung Beweglichkeitstraining

Die zur Erstellung eines Trainingsplans notwendigen Parameter, wie Intensität, Dauer, Satzanzahl und Häufigkeit wurden in der nachfolgenden Tabelle festgelegt und erläutert.

Tabelle 3: Belastungsgefüge des Beweglichkeitstrainings (eigene Darstellung)

Trainingshäufigkeit	3 Einheiten/Woche
Sätze pro Übung	4 Sätze pro ausgewählte Übung
Dauer der Dehnung	Statisch: 45 Sekunden pro Dehnung Dynamisch: 10 maximale Wiederholungen
Intensität	Maximale Intensität

Da der Proband bereits eine Vielzahl an sportlichen Aktivitäten pro Woche absolviert und eine zeitliche Verfügbarkeit von bis zu drei Einheiten in der Woche angab, wurde die Trainingshäufigkeit auf 3 Trainingseinheiten/Woche festgelegt. Nach Walker (2014, S.43), ist die optimale Anzahl der Trainingstage zwischen drei und fünf Tagen pro Woche. Ebenso stellte Walker (Walker, 2014, S.43) fest, dass eine Dauer der Dehnung von über 45 Sekunden, keinen effektiven Mehrwert bietet und somit zu vermeiden wäre. Zugleich wurde die maximale Anzahl an Wiederholungen beim dynamischen Dehnen auf zehn Wiederholungen festgelegt, da nach Glück (2005) bei über zehn Wiederholungen keine nennenswerte Verbesserung der Beweglichkeit festgestellt werden konnte.

Um eine sehr gute Vorbereitung für die Kampfsport-Einheiten des Probanden zu haben, wurde die Intensität auf das Maximum festgelegt. Den Grundstein für diese Entscheidung legte Marschall (1999), welcher mittels eines Hüftbeugetests bei Versuchspersonen die Intensitäten des Dehnens errechnete und so feststellte, dass eine maximale Ausreizung der Bewegungsreichweite an der Schmerzgrenze signifikant vergrößert ist, als wenn das Dehnen im submaximal-weichen Bereich durchgeführt werden würde.

Da es aus wissenschaftlicher Sicht wenige einheitliche Aussagen zum Thema Satzanzahl gibt und die Tendenzen zu maximal vier Sätzen pro Übung geht, wird auch die maximale Anzahl der Serien auf vier Sätze/Übung festgelegt.

3.1 Trainingsprogramm für Beweglichkeitstrainings

Das Programm zum Training der Beweglichkeit ist in Tabelle 4 niedergeschrieben und beinhaltet neben dem zu trainierenden Bereich auch die Dehnmethodik, sowie die Zielmuskulatur.

Tabelle 4: Programm zum Beweglichkeitstraining (eigene Darstellung)

Num mer	Bereich	Dehnmethode		Zielmuskulatur
		Dehnform	Arbeitsweise	
1.	Nacken	Statisch	Aktiv	• M. trapecius pars descendens
2.	Schulterfixatoren	Dynamisch	Passiv	• M. trapecius • Mm. rhomboidei
3.	Brust	Statisch	Aktiv	• M. pectoralis major
4.	Rückenstrecker	Dynamisch	Aktiv	• M. erector spinae
5.	Hüftbeuger	Dynamisch	Aktiv	• M. iliopsoas

				• M. rectus femoris
6.	Adduktoren	Statisch	Passiv	• M. adduktor brevis • M. adduktor longus • M. adduktor magnus • M. gracilis • M. pectineus
7.	Gesäß	Dynamisch	Aktiv	• M. glutaeus maximus • M. glutaeus medius • M. glutaeus minimus
8.	Beinbeuger	Postisometrisch (= passiv-statisch)		• Mm. ischiocrurale
9.	Beinstrecker	Statisch	Passiv	• M. quadriceps femoris
10.	Waden	Statisch	Passiv	• Mm. triceps surae

3.2 Durchführung des Beweglichkeitstrainings

Die Durchführung der jeweiligen Übungen wird im Folgenden detailliert beschrieben. Bilaterale Übungen werden auf beiden Seiten durchgeführt

Tabelle 5: Durchführung des Beweglichkeitstrainings (eigene Darstellung)

Nr.	Übung	Durchführung
1.	Nackenmuskulatur (Bilateral)	1. Aufrechten Stand einnehmen 2. Der Kopf wird zur Seite geneigt, während der Blick geradeaus gerichtet bleibt 3. Die zur Kopfneigung gegenüberliegende Schulter wird aktiv nach unten gezogen 4. Dehnung in dieser Position halten 5. Um die Dehnung zu verlassen, den Kopf aufrichten und die Schulter anheben
2.	Schulterfixatoren	1. Aufrechten Stand einnehmen 2. Arme auf Schulterhöhe nach vorne strecken und verschränken 3. Schulterblätter ein Stück in Richtung Wirbelsäule führen und Kopf leicht heben 4. Schultern von der Wirbelsäule weg ziehen und Kopf nach vorne neigen 5. Um die Dehnung zu verlassen, Kopf aufrichten, Hände voneinander lösen und Arme absenken
3.	Brustmuskulatur	1. Aufrechten Stand einnehmen 2. Arme werden auf Schulterhöhe angehoben 3. Beide Arme werden im Ellenbogengelenk in eine Flexion von 90° gebracht 4. Die Handflächen zeigen nach vorne 5. Die Arme werden aktiv nach hinten gezogen, bis eine Dehnung spürbar ist 6. Um die Dehnung zu verlassen, Spannung auflösen und Arme herunterlassen

4.	Rückenstrecker	1. In den Vierfüßlerstand gehen 2. Bauchmuskulatur anspannen 3. Wirbelsäule bis zur maximalen Beweglichkeit nach oben wölben um Rückenstrecker zu dehnen 4. Bauchmuskulatur etwas entspannen 5. Wirbelsäule nach unten strecken 6. Bewegungen im Wechsel durchführen 7. Um die Dehnposition zu lösen, Bauchmuskeln locker und Wirbelsäule in eine neutrale Haltung führen
5.	Hüftbeuger	1. In den Kniestand gehen 2. Ein Bein vor dem Körper auf dem ganzen Fuß aufstellen (Bein ist im Kniegelenk gebeugt) 3. Das hintere Bein liegt mit dem gesamten Unterschenkel auf dem Knie auf 4. Oberkörper mit beiden Händen auf dem vorderen Bein abstützen 5. Körperschwerpunkt abwechselnd nach hinten-oben und wieder nach vorne-unten absenken 6. Schwerpunkt nach hinten-oben verlagern, Bein zurückstellen und Ausgangsposition einnehmen um Dehnungsposition zu verlassen
6.	Adduktoren	1. Sitzende Position einnehmen 2. Die Arme hinter den Körper platzieren um Oberkörper abzustützen 3. Die Beine werden vor dem Körper ausgestreckt 4. Die Beine soweit wie möglich nach außen abspreizen → Um Dehnung zu verstärken, den Oberkörper nach vorne neigen 5. Für statische Dehnung die Position beibehalten 6. Rücken während der Übung gerade lassen 7. Um Dehnung zu beenden, in die Ausgangsposition zurückkehren
7.	Gesäßmuskulatur	1. In Rückenlage begeben 2. Ein Bein im Hüftgelenk maximal beugen und nach innen rotieren (Außenknöchel liegt auf dem gegenseitigen Oberschenkel oberhalb des Kniegelenks auf) 3. Das gegenseitige Bein ebenfalls im Kniegelenk beugen und mit beiden Händen in Richtung Körper ziehen → Ein stärkerer Zug verstärkt die Dehnung 4. Zug am Bein abwechselnd etwas lösen und wieder verstärken 5. Um Dehnung zu verlassen, werden beide Beine nacheinander auf dem Boden abgestellt
8.	Beinbeuger (Bilateral)	1. In Rückenlage begeben 2. Mit beiden Händen ein Bein oberhalb der Kniekehle greifen und maximal möglich zum Oberkörper ziehen 3. Kniegelenk langsam ausstrecken 4. Das gegenseitige Bein bleibt ausgestreckt am Boden 5. Während des Zuges mit dem nach oben gestreckten Bein Gegendruck auf die Hände auswirken → nach ca. 10sek kurzzeitig lösen und wiederholen 6. Um Dehnung zu verlassen, Zugbein loslassen und beide Beine auf dem Boden ablegen
9.	Beinstrecker (Bilateral)	1. Aufrechten Stand einnehmen 2. Ein Bein beugen und mit einer Hand leicht über dem Sprunggelenk greifen → Ferse auf Gesäßhöhe 3. Becken kippen und Ferse maximal zum Gesäß ziehen 4. Freien Arm zum ausbalancieren nutzen

		5. Position halten für statische Dehnung 6. Das gebeugte Bein loslassen und ausstrecken, um Dehnung zu beenden
10	Wadenmuskulatur (Bilateral)	1. Aufrechten Stand einnehmen 2. Ein Bein nach hinten strecken (voller Bodenkontakt mit Fußsohle) 3. Gegenseitige Bein wird im Kniegelenk in eine Flexion gebracht 4. Mit dem Oberkörper leicht nach vorne beugen → Oberkörper & Oberschenkel des hinteren Beins bilden Linie 5. Fußspitzen beider Füße zeigen nach vorne 6. Für Dehnung das vordere Bein leicht beugen und Körperschwerpunkt nach vorne unten verlagern 7. Position für statische Dehnung halten 8. Zum Verlassen der Dehnungsposition, Spannung lösen und aufrecht hinstellen

Bevor das Beweglichkeitstraining durchgeführt wird, soll sich der Proband entweder an einem Ergometer mit Armeinsatz für ca. 10 Minuten aufwärmen, um den gesamten Bewegungsapparat, sowie Herz-Kreislauf-System des Körpers auf das anstehende Training vorzubereiten. Das Warm-Up dient dazu, die Durchblutung zu verbessern um das Risiko von Sportverletzungen zu reduzieren. Beweglichkeitstraining ohne Aufwärmen erhöht die Wahrscheinlichkeit von Muskel- und Sehnenverletzungen, sowie Verstauchungen oder Überdehnungen (Woods, Bishop & Jones, 2000, S.1089-1099).

Der Proband gab in der Anamnese an, Beweglichkeitstraining sowohl zum Erhalt als auch zur Verbesserung der Beweglichkeit durchführen zu wollen. Aus diesem Grund wurden Übungen gewählt, um den gesamten Körper zu trainieren und nicht nur um defizitäre Muskeln zu optimieren (Albrecht & Meyer, 2015, S.63).

Im Programm des Probanden wurde für die Dehnung der ischiocruralen Muskulatur die Methode der postisometrischen Dehnung gewählt. Wydra und Glück (2000) fanden heraus, dass im Vergleich zum statischen & dynamischen Dehnen, die maximal tolerierbare Dehnungsspannung beim postisometrischen Dehnen größer ist und ein hochsignifikanter Unterschied besteht.

Um eine Verbesserung der Dehnfähigkeit zu erreichen, spielt es keine Rolle ob es dynamisch bzw. statisch, oder aktiv bzw. passiv ist, da schlussendlich, wie im Krafttraining auch, eine fachlich korrekte Realisierung der Technik Erfolg bringend ist (Weineck, 2004, S.323).

4   Trainingsplanung Koordinationstraining

In der Anamnese gab der Trainierende an, seit zwei Jahren regelmäßig Mixed-Martial-Arts zu trainieren. Da MMA ein Zusammenschluss aus verschiedenen Kampfsportarten ist, welche sowohl im Stand als auch am Boden durchgeführt stattfindet, werden alle motorischen Fähigkeiten des Körpers abgerufen (James, Haff, Kelly & Beckman, 2016, S.1525). Möchte man im Leistungsbereich relevant sein, so hat der Kämpfer mit der besser ausgeprägten Koordination meist die Oberhand, da sowohl die Kondition als auch das technische Können bei beiden Kämpfern meist identisch sind (Aumann & De Leonardis, 2015, S.6).

Nachfolgend ist das Belastungsgefüge des Koordinationstrainings für den Trainierenden dargestellt.

Tabelle 6: Belastungsgefüge für Koordinationstraining (eigene Darstellung)

Trainingshäufigkeit	3 Einheiten/Woche
Sätze pro Übung	4 Sätze pro ausgewählte Übung
Satzpausen	45 Sekunden
Belastungsdauer	Statisch: 5-60 Sekunden Dynamisch 5-30 Wiederholungen

Da das Belastungsgefüge ausgewählt wurde, ist in Tabelle 7 die Planung des Koordinationstrainings inklusive Übungsdurchführung, sowie Dauer/Wiederholungen und die Anzahl der zu trainierenden Sätze angegeben.

Tabelle 7: Trainingsplanung Koordinationstraining (eigene Darstellung)

Übung		Dauer/ Wiederholungen	Durchführung
Kurzer Fuß nach Janda	statisch	Dauer: 30 Sekunden pro Bein Sätze: 4 Sätze	1. Die Übung wird barfuß im stabilen Stand ausgeführt, während die Füße vollen Bodenkontakt haben 2. Bei beiden Füßen werden nur die Ferse, Groß- & Kleinzehnballen belastet 3. Zehen leicht spreizen und Fußge- wölbe nach oben ziehen → Zehen krallen nicht in den Boden
Einbeinstand mit geschlos- sen Augen	statisch	Dauer: 30 Sekunden pro Bein	1. Gestartet wird im Einbeinstand 2. Beide Arme werden seitlich gehal- ten

		Sätze: 4 Sätze	3. Das ungenutzte Bein wird hinter dem Körper angehoben 4. Die Augen werden geschlossen 5. Beide Beine im Wechsel anheben
Einbeinstand auf Therapiekreisel mit Ballrollen um den Rumpf	statisch	Dauer: 45 Sekunden pro Bein Sätze: 4 Sätze	1. Gestartet wird im Einbeinstand 2. Beide Arme werden seitlich gehalten 3. Das ungenutzte Bein wird hinter dem Körper angehoben 4. Ein Ball wird um den Rumpf herum gereicht 5. Nach der Hälfte der Zeit, wird die Richtung gewechselt
Einbeinstand mit Verlagerung des Spielbeins und des Oberkörpers in die Horizontale	statisch	Dauer: 45 Sekunden pro Bein Sätze: 4 Sätze	1. Gestartet wird im Einbeinstand 2. Beide Arme werden seitlich gehalten 3. Das ungenutzte Bein wird hinter dem Körper angehoben 4. Aus dem Einbeinstand wird der Körper nach vorne in die Horizontale geführt 5. Zur Stabilisierung kann der zum Spielbein gegenläufige Arm als Verlängerung des Körpers genutzt werden
Einbeinstand mit Gleichgewichtsstabilisierung	statisch	Dauer: 30 Sekunden pro Bein Sätze: 4 Sätze	1. Gestartet wird im Einbeinstand 2. Beide Arme werden seitlich gehalten 3. Der Partner legt ein Thera-Band® um den Rumpf des Probanden 4. Das ungenutzte Bein wird hinter dem Körper angehoben 5. Der Partner sorgt für unregelmäßige Zugbewegungen für Störimpulse (unregelmäßige Zugimpulse, unterschiedliche Zugrichtungen)
Gehparcours auf Therapiekreisel vorwärts mit statischem Einbeinstand auf jedem Therapiekreisel	dynamisch	Wiederholungen: 6 Wiederholungen Sätze: 4 Sätze	1. Es werden drei Therapiekreisel voreinander aufgebaut 2. Begonnen wird vor dem Parcour 3. Der Proband betritt den 1.Therapiekreisel und harrt im Einbeinstand für 3sek aus 4. Der 2.Therapiekreisel wird betreten und der Einbeinstand für 3sek gehalten 5. Der 3.Therapiekreisel wird betreten und der Einbeinstand für 3sek gehalten
Zweibeinstand auf Therapiekreiseln, Werfen und Fangen eines Balles mit verschlossenen Augen	dynamisch	Wiederholungen: 5 Wiederholungen Sätze: 4 Sätze	1. Es werden zwei Therapiekreisel nebeneinander aufgestellt 2. Der Proband stellt sich jeweils mit einem Bein auf einen Therapiekreisel während er einen Ball hält 3. Beide Augen werden geschlossen 4. Der Ball wird nach oben geworfen und wieder aufgefangen

Pistol Squat auf zusammengerollter Gymnastikmatte	dynamisch	Wiederholungen: 8 Wiederholungen pro Bein Sätze: 4 Sätze	1. Eine Gymnastikmatte wird zusammengerollt 2. Der Proband stellt sich mit einem Bein auf die zusammengerollte Gymnastikmatte 3. Es wird ein Pistol Squat ausgeführt 4. Nach Ausführung wird das Bein gewechselt
Wilde Seile: Gleichzeitige Laufbewegungen und Seilschwingen	dynamisch	Intervallanzahl: 4 Jeder Intervall bis zur muskulären Erschöpfung Pause nach Intervall: 60 Sekunden	1. Es wird ein Seil in der Mitte so fixiert, so dass beide Seilenden gleich lang sind 2. Der Trainierende greift mit jeder Hand ein Seilende → Seil darf nicht straff sein 3. Beide Seilenden werden im direkten Wechsel in vertikale Schwingung gebracht 4. Der Proband läuft zunächst 5 Schritte horizontal in eine Richtung, bevor er 5 Schritte in die Gegenrichtung macht → Seil wird durchgängig geschwungen

Da laut Chwilkowski (2006, S.56-58) der Aufbau eines propriozeptiven Trainings mit einem einfachen Schwierigkeitsgrad beginnen und mit einem schwierigen enden sollte, wurde dies Anhand des Trainingszustandes des Klienten berücksichtigt. Der Proband kann sehr viel Trainingserfahrung aufweisen, daher ist der allgemeine Schwierigkeitsgrad des Koordinationstrainings an die Erfahrung des Trainierenden gekoppelt. Im Sinne des methodischen Aufbaus, wurden für das Training Hilfsmittel wie Thera-Bänder®, Therapiekreisel oder u.a. auch die Hilfe eines Partners beansprucht, um dem koordinativen Anspruch eines Mixed-Martial-Arts Kämpfers gerecht zu werden. Sämtliche Kampfsportarten sind in ihrer Art sehr explosiv, weshalb eine gute Reaktion seitens des Körpers gefordert ist. Propriozeptives Training hat daher den Vorteil, dass es neben der Körperwahrnehmung, auch die Wiederherstellung und Stabilisierung von physiologischen Gelenkumstellungen optimieren kann (Häfelinger & Schuba, 2007, S.24). Weil der Proband bereits einen stark ausgeprägten Gleichgewichtssinn (hohes koordinatives Leistungsniveau) besitzt, spielt die Unfall- und Verletzungsprophylaxe des Trainierenden, im Sport oder Alltag, eine zentrale Rolle (Chimera und Warren 2016; Larsen et al. 2016).

Der Trainingsplan umfasst neben modifizierten propriozeptiven Übungen, z.B. Einbeinstand & Zweibeinstand (Chwilkowski, 2006, S.115), auch jeweils eine Übung für koordinativ-integratives Ausdauertraining (Wilde Seile/Battle Ropes), sowie für koordinativ-integratives Krafttraining (Pistol Squat).

5   Literaturrecherche

In Tabelle 8 wird die erste von zwei Studien zum Thema „Effekte des Dehnens im Hinblick auf die Verbesserung der sportlichen Leistungsfähigkeit" aufgegriffen.

Tabelle 8: Studie 1

Titel der Studie	Muskeldehnung zur Leistungsverbesserung im Sprint
Autoren	Prof. Dr. Klaus Wiemann PD. Dr. Andreas Klee
Jahr der Publikation	Veröffentlicht im Jahr 1993
Versuchsfrage	Kann die Leistung, durch Implementierung eines Dehnungspro-gramms für leistungsbestimmende Muskeln beim Sprint, unmittelbar vor dem Sprint beeinflusst werden?
Versuchspersonen	32 männliche Probanden (Sportstudenten der Universität Wupper-tal)
Versuchsaufbau	Um die Auswirkungen von Dehnung auf die Sprintleistung zu unter-suchen, wurde zuerst ein 15 Min. andauerndes Aufwärmprogramm ohne Dehnübungen durchgeführt. Als Vortest wurden zwei Kurzsprints im Abstand von 5 Minuten durchgeführt. Sowohl an der 5m-Marke als auch an der 40m-Marke, wurden Infra-rot-Doppellichtschranken angebracht, welche die Sprintzeiten durch digitale Zeitmessung auf 1/1000s genau registrierten. Nach dem Vortest wurden die Probanden in zwei Dehngruppen so-wie eine Kontrollgruppe aufgeteilt, wobei alle Gruppen ein Pro-gramm über 15 Minuten absolvierten. Beide Dehnungsgruppen führten das Programm nach der „Antago-nisten-Kontraktions-Methode" durch, wobei stets ein Partner zur Un-terstützung einbezogen wurde. Das Programm der Gruppen sah wie folgt aus: Gruppe I: 3 Dehnübungen zur Dehnung der Hüftbeugemuskulatur Gruppe II: 3 Dehnübungen zur Dehnung der Hüftstreckmuskulatur Gruppe III (Kontrollgruppe): Leichter Dauerlauf Unmittelbar nach Durchlauf des Programms wurden als Nachtest zwei Kurzsprints unter den gleichen Bedingungen wie im Vortest ab-solviert. Bei allen Sprints stand den Läufern am Ende der Laufstrecke eine Auslaufzone über 15m zur Verfügung.
Ergebnisse	Nach Absolvierung der Programme stellte sich heraus, dass die Nachtest-Sprintzeiten in allen Gruppen erhöht waren, wenn man sie im Vergleich zu den Werten des Vortests betrachtet. Die Ergebnisse lassen erkennen, dass in allen Gruppe eine geringere Sprintge-schwindigkeit abrufbar war. Vergleicht man die Minimalzeit des 1. und 2.Laufs der Dehn-Grup-pen, stellt man signifikante Unterschiede zwischen Vor- und Nach-test fest. Die Sprintleistung verschlechterte sich um 0,14s, während die Minimalzeit der Kontrollgruppe identisch blieb. Betrachtet man den Verlauf vom 1.Vortest-Lauf bis hin zum letzten Nachtest-Lauf, so lässt sich Folgendes erkennen:

	1. Vortest-Lauf 1 – Vortest-Lauf 2: Geringere Laufzeit in allen beiden Dehn-Gruppen und der Kontrollgruppe 2. Vortest-Lauf 2 – Nachtest-Lauf 1: Höhere Laufzeit der Dehn-Gruppen. Keine Änderung der Laufzeit der Kontrollgruppe 3. Nachtest-Lauf 1- Nachtest-Lauf 2: Höhere Laufzeiten der beiden Dehn-Gruppen. Keine Änderung der Laufzeit der Kontrollgruppe.
Schlussfolgerungen	Der Grund für die schlechtere Sprintleistung ist das Stretching-Programm, da nur die Gruppen, welche ein Dehnungsprogramm ausgeführt haben, eine schlechtere Sprintzeit hatten.

In Tabelle 9 wird die zweite Studie zum Thema „Effekte des Dehnens im Hinblick auf die Verbesserung der sportlichen Leistungsfähigkeit" analysiert.

Tabelle 9: Studie 2

Titel der Studie	A 10-week stretching program increases strength in the contralateral muscle
Autoren	Nelson, Arnold G. Kokkonen, Joke Winchester, Jason B. Kalani, Walter Peterson, Karen Kenly, Michael S. Arnall, David A.
Jahr der Publikation	Veröffentlicht im Jahr 2012
Versuchsfrage	Kann mittels eines unilateralen Dehnprogramms ein Crosstraining-Effekt in der kontralateralen Muskulatur entstehen?
Versuchspersonen	25 Sportstudenten (12 Männer, 13 Frauen), wovon 13 Personen (6 Männer, 7 Frauen) das 10-wöchige Dehnprogramm durchliefen und 12 Personen (6 Männer, 6 Frauen) als Kontrollgruppe dienen
Versuchsaufbau	Bei allen 25 Studienteilnehmern wurde der Bewegungsumfang in den Sprunggelenken im linken und rechten Bein gemessen, sowie die Stärke der Waden. Der Range-of-Motion-Test fand jeweils 30 Minuten vor dem Krafttest der Waden statt. Alle Personen wurden 2-3 Stunden nach der letzten Mahlzeit getestet und sollten 24 Stunden vor dem Vortest auf Koffein und Training verzichten. Nach dem Vortest wurden per Zufallsprinzip 13 Teilnehmer in die Testgruppe gelost, während die verbleibenden 12 Teilnehmer als Kontrollgruppe fungierten. Die Testgruppe führte 3x/Woche, über 10 Wochen, überwachte Dehnung der rechten Wade durch, dabei wurde vier Mal über 30s gedehnt, gefolgt von 30s Pause. Die Kraft wurde vor und nach dem Dehnprogramm mittels unilateralem Zehenheben, an einer Smith-Maschine, mit einer Wiederholung (1RM) durchgeführt. Die Kontrollgruppe nahm an keiner Einheit teilnahm. Die Einheiten fanden mit mindestens einem Ruhetag dazwischen statt.

	Alle Studienteilnehmer wurden darüber instruiert, über die Dauer der Studie, Abstand zu Dehnübungen oder Krafttraining zu wahren, um den aktuellen Trainingszustand beizubehalten. Zum Ende der 10 Wochen wurden simultan Nachtests durchgeführt, welche den selben Ablauf und die gleichen Tester wie im Vortest beinhalteten.
Ergebnisse	Durch ein 10-wöchiges Dehnungsprogramm war es möglich, die Beweglichkeit im rechten Sprunggelenk um 8% zu steigern, während sich die Beweglichkeit im nicht gedehnten linken Sprunggelenk um 1% verbesserte. Bei der Kontrollgruppe blieben die Werte unverändert. In Bezug auf die Kraft, verbesserte sich, durch Dehnung, die rechte Wade um 29% in der Übung Wadenheben, während sich die ungedehnte linke Wade um 11% verbesserte.
Schlussfolgerungen	Es ist möglich, durch Dehnung eine signifikante Maximalkraft entwickeln zu können, sowie den Bewegungsumfang in Gelenken zu verbessern.

6   Literaturverzeichnis

Albrecht, K. & Meyer, S. (2015). *Stretching und Beweglichkeit. Das neue Expertenhandbuch* (3., überarbeitete Aufl.). Stuttgart: Karl F. Haug.

Aumann, A., & De Leonardis, F. (2015). *Solodrills im Kampfsport: Verbesserung von Koordination & Technik* (2. Aufl.). Aachen: Meyer & Meyer Sport.

Chimera, N. J., & Warren, M. (2016). Use of clinical movement screening tests to predict injury in sport. *World Journal of Orthopedics*, 7 (4), 202–217.

Chwilkowksi, C (2006). *Medizinisches Koordinationstraining – Verbesserung der Haltungs- und Bewegungskoordinationstraining durch Propriozeption* (2.Aufl.) Köln: Deutscher Trainer Verlag.

Glück, S. (2005). *Beeinflussung der Beweglichkeit durch unterschiedliche physische und psychische Einwirkungen.* Dissertation Universität des Saarlandes, Saarbrücken.

Häfelinger, U. & Schuba, V. (2007). *Koordinationstherapie- propriozeptives Training* (3.Aufl.). Aachen: Meyer & Meyer.

James, L. P., Haff, G. G, Kelly, V. G., Beckman, E. M. (2016): Towards a Determination of the Physiological Characteristics Distinguishing Successful Mixed Martial Arts Athletes: A Systematic Review of Combat Sport Literature. *Sports Medicine (Auckland, N.Z.) 46* (10), S. 1525-1551

Larsen, L. R., Kristensen, P. L., Junge, T., Moller, S. F., Juul-Kristensen, B., & Wedderkopp, N. (2016). Motor performance as risk factor for lower extremity injuries in children. *Medicine and Science in Sports and Exercise*, 48(6), 1136–1143

Marschall, F. (1999): Wie beeinflussen unterschiedliche Dehnintensitäten kurzfristig die Veränderung der Bewegungsreichweite? *Deutsche Zeitschrift für Sportmedizin*, 50 (1), S. 5-9.

Nelson, A. G., Kokkonen, J., Winchester, J. B., Kalani, W., Peterson, K., Kenly, M. S. et al. (2012). A 10-week stretching program increases strength in the contralateral muscle. *Journal of strength and conditioning research* 26 (03), S. 832-836

Walker, B. (2014). *Anatomie des Stretchings – Mit der richtigen Dehnung zu mehr Beweglichkeit.* (1. erweit. und überarb. Auflage). München: riva

Weineck, J. (2004). *Sportbiologie* (4 Ausg.). Balingen: Spitta.

Wiemann, K. & Klee, A., (1993). Muskeldehnung zur Leistungsverbesserung im Sprint. *Bundesinstitut für Sportwissenschaft* (Hrsg.), *Sportwissenschaftliche Forschungsprojekte* (S.445). Köln: Selbstverlag.

Wiemann, K. & Dr. Klee, Andreas & Startmann, M.. (1998). Filamentäre Quellen der Muskel-Ruhespannung und die Behandlung muskulärer Dysbalancen. *Deutsche Zeitschrift für Sportmedizin.* 49. 111-118.

Woods, K., Bishop, P., & Jones, E. (2007). Warm-up and stretching in the prevention of muscular injury. *Sports medicine, 37*(12), 1089-1099.

Wydra, G. & Glück S. (2000) *Dynamisches Dehnen in der Sporttherapie?* Zugriff am 28.05.2021. Verfügbar unter https://sportpaedagogik-sb.de/pdf/dvgsstretch.pdf

7 Tabellenverzeichnis

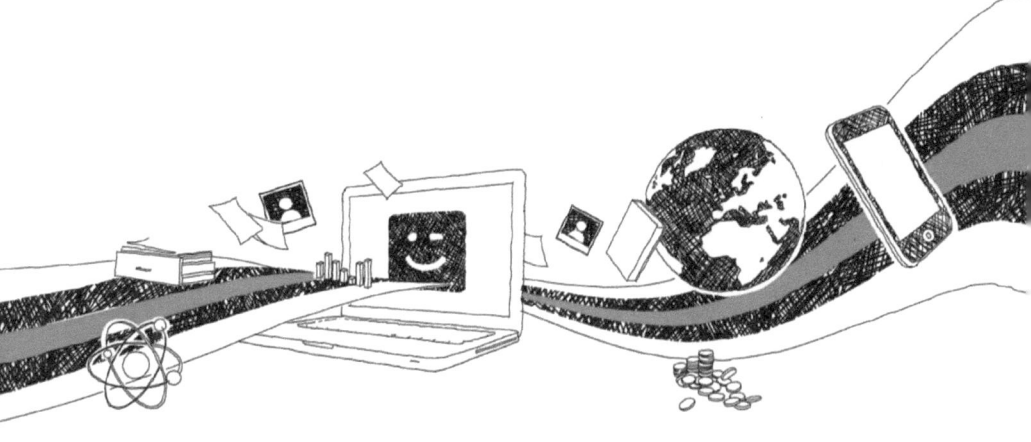
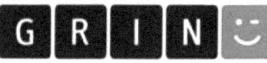